AF404360

G. MAINGOT

VOIES BILIAIRES

ET

APPAREIL URINAIRE

A. MALOINE ET FILS, ÉDITEURS
27, RUE DE L'ECOLE-DE-MEDECINE, 27
PARIS, 1919

G. MAINGOT

VOIES BILIAIRES

ET

APPAREIL URINAIRE

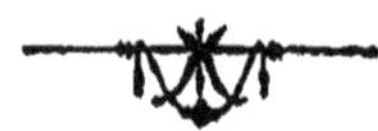

A. MALOINE ET FILS, ÉDITEURS
27, RUE DE L'ECOLE-DE-MEDECINE, 27
PARIS, 1919

VOIES BILIAIRES
ET
APPAREIL URINAIRE

Radiodiagnostic de la Lithiase Biliaire

Thèse pour le Doctorat, 1909

En 1909, les radiographies des calculs biliaires n'étaient pas nombreuses.

Le radiodiagnostic des diverses concrétions calculeuses développées à l'état pathologique dans l'organisme humain présente des difficultés très inégales suivant la variété des calculs et leur siège anatomo-pathologique. Les calculs biliaires sont de ceux qu'il est le moins aisé de découvrir à l'aide des rayons de Rœntgen. La plupart des concrétions urinaires, pulmonaires, synoviales, etc..., apparaissent souvent en effet sur les radiogrammes tandis qu'un nombre assez considérable de tentatives n'a fait diagnostiquer, *in vivo*, qu'une proportion infime de calculs biliaires.

Les difficultés du radiodiagnostic de cette lithiase sont multiples et d'ordres très divers, mais la principale tient à la composition chimique des calculs.

Il y a des calculs simples et des calculs composés ; les seconds sont les plus fréquents. Au centre, un noyau irradie des trabécules entourées de couches concentriques ; à la périphérie se déposent des enveloppes corticales plus ou moins nombreuses que l'on voit se détacher en coques irrégulières quand on brise le calcul.

Parfois plusieurs individus se soudent dans la vésicule biliaire ; il en résulte une seule masse (calcul pseudo-solitaire) aux contours plus ou moins réguliers.

En 1904, à propos de la transparence des calculs urinaires, j'ai signalé un fait également vérifié dans la cholélithiase :

Les calculs simples ne sont pas des calculs purs de tout mélange et, dans les parties les plus homogènes, les calculs composés contiennent des impuretés.

C'est assurément pour avoir trop peu tenu compte de cette notion générale que différents auteurs ont engagé les calculs bilia'res dans une nomenclature si confuse.

Il n'est pas à propos de tabler sur la nature ou la proportion d'impuretés accidentelles et de créer des variétés qui manquent de raison d'être. « Sur 100 calculs biliaires, dit Carl Beck, on peut en distinguer au moins 95 de composition différente. » Le mieux à faire en pareil cas n'est pas de diviser à l'infini mais de grouper suivant des caractères généraux et pratiques.

Au point de vue du radiodiagnostic, cinq types de calculs, me semble-t-il, schématisent la cholélithiase.

Chacun des trois premiers types est caractérisé par la prédominance sur les échantillons *de la cholestérine* (1er type), *des pigments biliaires* (2e type), *des sels de calcium* (3e type).

C'est une règle dont ils ne se départissent pas, d'où le terme de types réguliers par lequel je les désigne.

Les deux derniers types ou types irréguliers réunissent tous les sujets dans lesquels il n'y a pas de substance dominante unique de nature cholestérique, pigmentaire ou calcique.

Détaillons un peu :

1er type. — Les concrétions les moins impures et les plus fréquentes sont cholestériques.

On les reconnaît à la densité, elles nagent sur l'eau après dessication. Souvent translucides elles sont blanches, verdâtres, bleuâtres ou gris à l'état frais, elles blanchissent à l'air.

Incinérées, elles ne fournissent que des traces de chaux.

L'une d'elles étudiée par Planta et Kékulé était ainsi composée :

Eau	4,89 %
Sels	0,28 —
Taurocholates	0,79 —
Cholestérine	90,92 —
Graisse saponifiable	2,02 —
Matières colorantes de la bile	0,20 —
Mucus	1,35 —

2e type. — Viennent ensuite les pierres riches en pigments biliaires précipités à l'état de composés calciques. Elles sont brun rouge ou rouge orangé, leur cassure est terreuse ou résineuse. Elles sont dures et plongent dans l'eau.

« Ces amas sont formés surtout de bilirubinate de calcium, très rarement de biliverdinate de calcium. Ils contiennent aussi des cristaux ou des couches de cholestérine entremêlées d'acide cholalique et choloïdique, de bile inaltérée, de mucus, de sels terreux divers, de pigments » (A. Gautier).

En voici une analyse due à Phipson :

```
Eau  . . . . . . . . . . . .    8    %
Cholestérine et graisse .  .  .  .  .  .   1,35 —
Taurocholates et glycocholates  .  .  .   2,75 —
Bilirubine . . . . . . . . . .  61,36 —
Acides gras. . . . . . . . . . .   2    —
```

Centres assez riches en calcium composés de :

$$NaCl = 9,13. \; - \; (PO^4)\,2\,Ca^3 = 3,35. \; -$$
$$CO^3Ca = 1,55. \; - \; Na^2O = 1,11.$$

C'est dans ce groupe des concrétions pigmentaires que se rangent les calculs de bilifuchsine et de biliprasine.

3' type. — Un troisième type très rare résulte non plus d'une précipitation biliaire mais d'une sécrétion anormale de sels calcaires par la vésicule enflammée et souvent privée de bile.

Bailly a trouvé un calcul de ce genre dans une vésicule ne contenant que du mucus ; l'analyse a été faite par O. Henry.

```
Carbonate de calcium  . . . . . . .  70,72 %
Carbonate de magnésium  . . . . . .  traces
Phosphate de calcium. . . . . . . .  13,51 —
Oxyde de fer . . . . . . . . . . .   2,98 —
Mucus et matières colorantes biliaires .  .  10,81 —
```

Andral aurait vu un calcul blanc formé de phosphate de calcium.

Les échantillons groupés dans l'un quelconque de ces trois types diffèrent les uns des autres par la nature, la proportion, la répartition des produits accessoires juxtaposés à la substance fondamentale. Il arrive que des termes de transition soient difficiles à classer. Malgré tout, cette distinction en calculs cholestériques, pigmentaires ou calciques répond à la généralité des cas et simplifie les considérations.

Les calculs irréguliers sont de deux ordres :

4° type. — Les uns reconnaissent la prédominance ou même la pureté relative d'une précipitation au second plan dans les types précédents ; telle serait une concrétion de taurocholate de calcium ou de produits ferrugineux.

5° type. — Les autres sont des agglomérats en proportion à peu près égale d'individus isolément classables dans les types réguliers. On en peut concevoir une riche variété divisible d'après les types constituants et d'après l'architecture suivant laquelle ces types sont groupés.

Quoi qu'il en soit tout, calcul vésiculaire dans certaines circonstances peut s'entourer d'une coque phosphatée ou carbonatée calcique. C'est une remarque importante au point de vue du radio-diagnostic.

Le tableau suivant résume tout ce qui vient d'être énoncé et présente la classification synoptique des calculs.

	Type	Caractères	Observations
Types réguliers	I. — TYPE CHOLESTÉRIQUE très transparent.	Le plus fréquent. Ne renferme presque pas de calcium.	Enrobement secondaire dans une coque calcique.
	II. — TYPE PIGMENTAIRE assez transparent.	Bilirubine. Biliverdine. Bilifuschine. Biliprasine. — Fréquent. Renferme un peu de calcium.	
	III. — TYPE CALCIQUE très opaque.	Très rare.	Très rare.
Types irréguliers	IV. — Opacité variable.	Une substance autre que la cholestérine, les pigments ou le calcium prédomine. Rare.	Opacité en rapport avec la composition du calcul primitif et surtout avec l'épaisseur de la coque calcique.
	V. — Assez transparent.	Agglomération des types réguliers en proportions à peu près égales. Assez fréquent.	

En général, la cholestérine et les matières colorantes de la bile constituent les concrétions biliaires. Ces substances sont essentiellement formées des éléments mêmes, à poids atomique peu élevé (C. H. O. Az.) qui entrent dans la composition des parties molles et des viscères. De ce chef, la transparence des uns et des autres est voisine et les contrastes manquent totalement.

Par exception, certains calculs biliaires renferment une notable quantité de calcium. Cet élément, à poids atomique élevé, communique aux calculs comme au squelette une opacité tranchant avec celle des parties molles.

Contenir une forte proportion de calcium, telle est la condition nécessaire mais rarement réalisée pour que les calculs biliaires soient décelables à l'aide des rayons de Rœntgen.

Les autres difficultés découlent du siège des calculs qui, situés à la face inférieure du foie, suivent les mouvements d'ascension et de descente de ce viscère pendant la révolution respiratoire.

Les calculs sont encore noyés dans la bile, liquide dense et d'une opacité souvent voisine de la leur ; ils se projettent en même temps que toute une série d'organes abdominaux dont l'ensemble empâte les radiographies de l'hypocondre droit par des ombres épaisses généralement confondues avec l'image hépatique. Le diamètre antéro-postérieur de la région qu'on ne peut guère réduire efficacement par la compression absorbe enfin une fraction notable du rayonnement et donne naissance à des rayons secondaires privant les images de contrastes et de contours nets.

Les progrès de la technique triomphent de certaines difficultés extrinsèques aux calculs.

La réplétion gazeuse de l'estomac dessine le bord inférieur du foie ; elle éclaircit le champ sous-hépatique comme le fait le tissu spongieux et gorgé d'air du poumon au-dessus du dôme hépatique.

Le décubitus dorsal, est très favorable à la fixation du récepteur sur l'hypocondre droit. Le voisinage de la plaque sensible et de la vésicule biliaire, siège le plus fréquent des calculs, évite la diffusion des ombres et des contours.

Enfin, la radiographie rapide en apnée tourne la difficulté de la locomotion respiratoire.

Le diagnostic différentiel entre l'image d'un calcul biliaire et les ombres similaires peut devenir très délicat.

La localisation en profondeur s'obtient par la comparaison du flou et du diamètre apparent du calcul dans deux radiographies, l'une antérieure, l'autre postérieure (toutes choses égales d'ailleurs). Mieux encore, l'application autour du sujet d'un ruban métallique qui, en radiographie stéréoscopique, reproduit le contour du malade fait contempler à l'œil la situation même d'un foyer d'ombre au sein de l'abdomen. Dans les cas embarrassants, le cathétérisme des uretères avec une sonde opaque aux rayons X, préliminaire de la radiographie stéréoscopique décide qu'il s'agit d'un calcul de l'uretère ou des voies biliaires.

S'il est vrai qu'il faut s'entourer de précautions pour tirer une conclusion ferme d'une radiographie positive, il ne faut pas oublier surtout qu'une épreuve négative n'infirme pas l'hypothèse de lithiase.

Quoi qu'il en soit, l'examen clinique des voies biliaires ne peut être considéré comme complet qu'après l'exploration radiologique.

Le Radiodiagnostic en Urologie [1]

I. — Historique.

En 1896, au lendemain même de la découverte de Rœntgen, Gavon ' (2), Macintyre " parlent de calculs urinaires décelés par la radiographie. On sait que certaines concrétions n'échappent pas au nouveau mode d'investigation médicale ' : l'exploration radiologique des voies urinaires est née. Dix années enrichissent la littérature d'un grand nombre de publications sur la visibilité et la transparence comparée des calculs, l'idée de *lithiase* guide toutes les recherches, domine tous les travaux.

Une vive lumière est jetée sur la question par les travaux d'un professeur français, Benoist, qui pose les lois de la transparence des corps aux rayons X. *Chaque atome élémentaire possède une transparence définie, uniquement régie par son poids.* Les atomes légers, par exemple ceux du *carbone*, de l'*hydrogène*, de l'*oxygène* et de l'*azote*, constituants effectifs des parties molles, sont plus transparents que les atomes plus lourds du *magnésium*, du *phosphore*, du *calcium*, eux-mêmes plus perméables aux rayons de Rœntgen que les très lourds atomes de l'*argent*, du *plomb*, du *bismuth*. Les combinaisons ne modifient pas les propriétés radiologiques de l'atome, de sorte que l'opacité d'un composé n'est régie que par le nombre et le poids des atomes composants.

On prévoit et on calcule la transparence des différentes concrétions qui, d'après Castex ', se rangent dans l'ordre suivant :

Urate acide d'ammonium ;
Acide urique ;
Urate acide de magnésium ;

---

1. *Journal d'urologie médicale et chirurgicale*, T. 1, n° 3, 15 mars 1912.
2. Les chiffres renvoient à l'Index bibliographique.

Urate acide de sodium ;
Urate acide de calcium ;
Phosphate ammoniacomagnésien ;
Oxalate de calcium ;
Phosphate bicalcique ;
Carbonate de calcium ;
Phosphate tricalcique.

La comparaison [14] des teintes d'une série de calculs réduits en tranches à faces parallèles et d'égale épaisseur vérifie, pour les parties homogènes des concrétions, l'exactitude des prévisions tirées des lois de Benoist.

Quelques auteurs demandent au radiodiagnostic de préciser la nature chimique des amas lithiasiques : ils oublient que, dans la presque totalité des cas, les calculs sont formés de couches concentriques de substances différentes et que les parties les plus homogènes ne sont pas chimiquement pures [15]. D'ailleurs, deux calculs de même composition chimique n'ont pas toujours la même densité.

Puis, l'exploration radiologique a fourni les moyens de discerner les *vrais calculs* de leurs *faux semblants*. Parallèlement à ce progrès, la compréhension du terme exploration radiologique des voies urinaires a grandi : à côté de la lithiase, bénéficient du radio-diagnostic toutes les affections dans lesquelles il est utile de connaître *la situation, la configuration extérieure, le volume du rein, du bassinet, de l'uretère, de la vessie et même de l'urètre ;* l'appareil urinaire tout entier s'éclaire à la lumière des rayons de Rœntgen.

Exposer les progrès accomplis et le parti qu'on doit en tirer, tel est le but de cette revue.

II. — Progrès de la technique.

Les perfectionnements de la technique ont abouti à la *multiplicité des poses,* à la *radiographie instantanée* et à la *création de contrastes artificiels* dans les parties accessibles des canaux urinaires.

COMPRESSION ET LIMITATION DES SURFACES IRRADIÉES.

Tout en laissant à Albers Schönberg [19] le mérite de l'initiative, Béclère [4], dans un intéressant article de technique, paru en 1903, montre l'importance de la *compression abdominale* et de la *limitation* du cliché radiographique à une surface étroite, irradiée à l'exclusion des autres.

Différents dispositifs réalisent pratiquement cette double nécessité : Albers Schönberg [19] se sert d'un cylindre métallique creux solidaire de la table d'opération. L'extrémité supérieure du cylindre porte le tube de Crooks ; un puissant levier abaisse le cylindre qui comprime la paroi abdominale antérieure du sujet couché sur la plaque sensible. En France, où l'on ménage davantage la susceptibilité des malades, on emploie des cylindres [17], des cônes ou des plateaux [1] compresseurs solidaires des supports d'ampoule. L'extrémité inférieure des compresseurs est garnie de baudruche, une vessie de caoutchouc s'insinue entre le patient et la baudruche ; à l'aide d'une soufflerie, on gonfle la vessie qui refoule énergiquement, mais sans violence, la paroi abdominale.

Le rôle des compresseurs est multiple. Leur moindre mérite est d'être avant tout d'excellents *agents d'immobilisation*, dont la radiographie instantanée elle-même ne fait point fi. Ils augmentent la netteté des contours et la richesse des contrastes, car ils *diminuent l'épaisseur de l'abdomen*, écartent les anses intestinales et dégagent le tractus urinaire des ombres inutiles.

Mais ce sont surtout des raisons d'ordre purement physique qui imposent les cylindres compresseurs ; comme celle des ombres chinoises, la finesse des radiogrammes dépend de l'étroitesse du foyer d'émission des rayons, qui, théoriquement, devrait être unique et punctiforme. Or, il se trouve que *des rayons parasites* prennent naissance sur la *paroi de l'ampoule radiogène et au sein des tissus irradiés*. Grâce à l'étroite ouverture de la partie supérieure, le cylindre ne laisse arriver sur la plaque qu'une *minorité* des rayons formés sur le verre de l'ampoule ; d'autre part, la limitation du segment abdominal irradié *diminue la proportion de rayons secondaires nés dans l'organisme* et capables de voiler les images.

RÉDUCTION DU TEMPS DE POSE. ÉCRANS INTENSIFICATEURS.

A côté de la compression et de la limitation des surfaces irradiées, le plus grand progrès de la technique est dû à la mise au point de la *radiographie instantanée*.

Au début, la pauvreté des sources d'énergie radiante oblige à des poses de dix minutes, et plus encore chez des sujets de corpulence moyenne. Les longues irradiations ne conviennent pas aux organes comme les reins *mobiles* avec le diaphragme et situés en arrière des *contractions péristaltiques* de l'intestin. Il faut saisir l'image des reins pendant une *pause respiratoire* et de très nombreux modèles d'appareils répondent à ce besoin.

La brièveté des poses actuelles tient encore à une autre découverte : les rayons X impressionnent les plaques photographiques, c'est le principe général de la radiographie, mais les rayons X, chacun le sait également, excitent les substances fluorescentes. Suivant leur nature, celles-ci émettent une luminescence plus ou moins actinique. Une plaque photographique recouverte d'une substance fluorescente appropriée et soumise à l'irradiation subit la double action des rayons X et des vibrations lumineuses émises par la couche fluorescente. Depuis environ deux ans, le commerce livre des écrans de fluorescence actinique nommés *écrans intensificateurs*. Appliqués contre la gélatine, les écrans intensificateurs renforcent l'impression et réduisent les poses au dixième environ de leur durée.

Il est indispensable que le radiologiste indique l'*orientation de ses épreuves*. Faute de ce renseignement, il est impossible au chirurgien de reconnaître la droite et la gauche ; on prévoit quelles graves conséquences peut entraîner une erreur de situation d'un calcul.

Sur une radiographie faite en position dorsale, avant l'emploi des écrans intensificateurs, il suffisait, pour s'orienter, de regarder les tirages ou la face non gélatinée du cliché, à droite de l'observateur, c'était la partie droite du sujet, à gauche, la partie gauche.

Avec écran, la plupart des opérateurs retournent la plaque sensible, de façon que le côté verre regarde le malade ; les rayons traversent successivement le patient, le verre de la plaque, la couche sensible et l'écran intensificateur. L'image est symétrique de celle qu'on obtient sans écran, tirage en main : à droite de l'observateur, se trouve le côté gauche du malade.

Il ne suffit pas de dire radiographie prise avec ou sans écran ; au détriment de la finesse des détails, il est possible, en effet, de faire traverser successivement sujet, écran, gélatine et verre du cliché ; les images sont superposables, à celles prises sans écran, elles sont symétriques des précédentes et quelques rares opérateurs les veulent ainsi sous prétexte de ne pas désorienter le chirurgien.

Donc, sur les épreuves livrées, le radiologiste doit inscrire, de sa main, côté droit, côté gauche ; en urologie, ce renseignement est encore beaucoup plus important que les indications d'incidences sur les radiogrammes de fractures.

Avec un bon matériel électrique et un écran intensificateur, chez les seuls sujets très corpulents, la pose d'une radiographie abdominale doit dépasser une seconde.

CATHÉTÉRISME DES URETÈRES AVEC SONDES OPAQUES ET INJECTIONS DE SUBSTANCES MODIFIANT LA PERMÉABILITÉ AUX RAYONS DE RŒNTGEN.

Facteurs de visibilité du tractus urinaire, *compression, limitation des surfaces irradiées, instantanéité* ne garantissent pas la reproduction du contour du rein et sont insuffisants pour fournir l'ombre distincte de l'uretère et de la vessie. Les artifices que le radiodiagnostic met à contribution pour l'étude du tube digestif sont applicables aux parties creuses du tractus urinaire.

L'œsophage, l'estomac, l'intestin ne se révèlent qu'après avoir substitué à leur contenu habituel des composés chimiques qui leur prêtent une transparence différant de celle de l'ambiance. Ainsi agissent les solutions ou suspensions de matériaux à poids atomique élevé (sels de bismuth, de zirconium, de fer, sulfate de baryum, etc.), dont l'opacité est plus grande que celle des organes voisins ou encore les distensions gazeuses qui projettent une clarté tranchant avec la teinte sombre du foie, de la rate ou de l'intestin grêle.

Quand il s'agit d'étudier le bassinet, l'uretère, la vessie, par des cathétérismes avec des sondes opaques aux rayons X et par des injections, on modifie les conditions de transparence des milieux irradiés et l'on arrive à des contrastes artificiels aussi précis dans les renseignements fournis que les contrastes naturels entre les os et les parties molles.

Nous décrirons la technique de ces explorations après avoir exposé la question de la lithiase qui reste encore aujourd'hui le plus gros appoint du radiodiagnostic en urologie.

III. — La lithiase urinaire.

En matière de lithiase surtout il faut savoir dire que l'exploration radiologique risque d'être la plus difficile de toutes les opérations à l'aide des rayons X, qu'elle n'est pas à la portée de tous et que l'observation d'une technique bien réglée est la condition du succès.

PRÉPARATION DU MALADE.

Le malade, prévenu des difficultés avec lesquelles le radiologiste est aux prises, doit faire le nécessaire pour faciliter la besogne. Certains opérateurs demandent que l'*intestin soit purgé*, que le *patient soit à jeun et soumis à l'influence de l'opium*.

La purgation (de préférence de nature végétale) augmente la transparence intestinale, facilite la dépression abdominale et évacue de l'intestin les corps susceptibles de simuler des calculs. On l'administre huit à dix heures avant la radiographie.

Avec la purgation, le jeûne est de rigueur, pour ne pas encombrer à nouveau le tube digestif.

5 à 10 centigrammes d'extrait thébaïque pris deux heures environ avant la pose suppriment la sensation de faim ; grâce à l'opium, la réflectivité du patient diminue, la compression est mieux supportée, les contractions intestinales se calment et, s'il est nécessaire de prolonger l'apnée, le besoin de respirer se fait sentir moins impérieusement.

RADIOSCOPIE.

Avec des malades de *corpulence moyenne*, certains calculs *très opaques* et *assez volumineux* sont du ressort de l'examen radioscopique pratiqué *sans précautions particulières* ; le sujet fait face à l'ampoule, un simple diaphragme rétrécit le plus possible le champ d'irradiation.

Lejeune (de Liége) concède à l'examen radioscopique une importance beaucoup plus grande. A son avis même, l'examen radioscopique révèle autant de calculs rénaux que la radiographie.

Nogier [17] indique une excellente façon de procéder qui s'inspire des principes généraux de la radiographie rénale, la *compression* et la *limitation des surfaces irradiées.*

Le malade est purgé la veille comme pour une radiographie rénale ; il est dévêtu.

On arme le cadre Guilleminot-Béclère du cylindre compresseur de 25 centimètres de long que l'on dispose horizontalement.

On abaisse le cylindre jusqu'au niveau des fausses côtes du sujet examiné.

On prie alors le sujet de prendre les deux montants du cadre radiologique et de s'appuyer fortement sur l'ouverture du cylindre localisateur. Si cette compression est pénible, on arme le cylindre de sa jante amovible, munie du ballon compresseur. On déprime de cette façon la paroi abdominale du malade en position verticale.

On place enfin l'écran sur la région dorso-lombaire et on examine la région rénale. On doit apercevoir nettement les apophyses transverses des vertèbres et les deux dernières côtes.

Un *séjour de vingt minutes dans l'obscurité* pour adapter la rétine et *une puissante source radiogène* sont les conditions fondamentales des bons résultats dans cet examen.

RADIOGRAPHIE.

Le malade *préparé comme il a été dit* est invité à se prêter à toutes les manœuvres utiles, à *ne pas se raidir* et surtout à *ne pas respirer* pendant les poses.

On l'étend sur une table rigide avec dossier, la région cervicodorsale à la charnière du dossier.

Pour corriger l'ensellure lombaire et relâcher les grands droits de l'abdomen, *les cuisses sont fléchies sur le bassin* et le *dossier de la table assez fortement relevé.* Il est commode de placer les jambes à angle droit sur les cuisses, les mollets reposant sur un tabouret.

RADIOGRAPHIE D'ENSEMBLE DE L'APPAREIL URINAIRE. — Contremoulins [1] conteste l'opportunité de la compression et surtout de la limitation des épreuves à un étroit segment de l'appareil urinaire ; d'accord avec les faits, les autres radiologistes recourent à ces artifices, au moins chez les sujets corpulents et bien musclés.

Toutefois, avec des individus dont le diamètre antéro-postérieur n'excède guère 15 à 17 centimètres, la radiographie d'ensemble de l'appareil urinaire peut fournir des clichés suffisamment fouillés et détaillés.

Le malade, placé comme il vient d'être dit, repose sur la plaque sensible.

Le moyen d'obtenir le maximum de transparence abdominale est la manœuvre préconisée par Chilaiditi pour l'étude des fonctions duodeno-pyloriques : après expiration forcée, bouche fermée et narines pincées entre les doigts, le patient rentre l'abdomen en faisant un puissant effort d'inspiration. La pression atmosphérique remonte le diaphragme et le contenu de l'abdomen : la paroi abdominale antérieure se déprime profondément.

A défaut de cette manœuvre, utilisable seulement dans l'hypothèse de sujets capables de s'y prêter et d'appareils permettant l'instantanéité, il faut imaginer des moyens de compression.

Une large bande, aux extrémités de laquelle on suspend des sacs de sable, est le dispositif le plus simple. Hischmann a imaginé de fixer à la table d'opération l'une des extrémités de la bande dont l'autre extrémité s'enroule sur un treuil. Un ballon de caoutchouc au préalable gonflé et placé entre le patient et la bande est le meilleur agent de dépression abdominale.

Plus de cylindre compresseur ; l'ampoule est assez loin du sujet pour que les rayons issus de l'anticathode et tangents à l'ouverture du localisateur passent par les bords de la plaque.

RADIOGRAPHIE SEGMENTAIRE DE L'APPAREIL URINAIRE. — Le malade est couché sur le dos, tête relevée, cuisses fléchies, muscles abdominaux relâchés. On repère la ligne médiane et le rebord chondrocostal de la cage thoracique.

Tout le tractus urinaire depuis le rein jusqu'à la vessie inclusivement doit être radiographié.

Faute d'habitude, il est recommandable de rechercher la projection du pôle supérieur du rein sur le plastron chondrosternal : à quelques travers de doigt de la colonne vertébrale, on marque le dixième espace intercostal, puis on trace au crayon dermographique le contour du métamère passant par ce repère, c'est la limite supérieure de la région à irradier. La limite inférieure est immédiatement au-dessous de la symphyse pubienne.

De la nécessité d'explorer peu à la fois se déduit celle des *poses multiples.* Sauf pour la région vésicale, deux séries de poses sont à prendre, l'une à droite, l'autre à gauche : le bord interne du cylindre compresseur affleure chaque fois la ligne médiane ou même la dépasse de quelques centimètres. Le compresseur d'Arcelin [1] est d'assez large ouverture pour couvrir en trois poses : reins, uretères et vessie. Nogier [11] n'obtient qu'au prix de six poses la représentation du tractus urinaire. Belot [14] insiste sur la nécessité de multiplier les surfaces d'irradiation et de répéter l'exploration sans découragement quand les résultats sont incertains.

COMMENT JUGE-T-ON LES ÉPREUVES SUFFISANTES ? — Des critères jugent la perfection des résultats : les *dernières côtes*, les *apophyses transverses des vertèbres lombaires*, les *détails sacro-coccygiens*, la *grande netteté du psoas* dont le bord externe s'écarte de plus en plus des vertèbres lombaires et surtout le *contour du rein* indiquent que les épreuves sont de gens de métier.

En matière de lithiase et surtout en présence d'un résultat négatif, seules, les très bonnes radiographies entrent en ligne de compte pour le diagnostic.

LIMITE DE VISIBILITÉ DES CALCULS. — Ici se place la question de savoir si tous les calculs, quelle que soit la composition chimique, sont du ressort du radiodiagnostic. A ce sujet, point d'opinions très affirmatives.

Certaines concrétions uriques calciques, dont la composition élémentaire est la même que celle des parties molles, ne peuvent théoriquement contraster avec l'ambiance. Arcelin [1] cite cependant le cas de calculs d'acide urique pur, révélés par le radiodiagnostic ; peut-être s'agissait-il de pierres très denses. Nogier [11] parle de calculs uriques traduits par une tache plus transparente que les parties molles.

Si la concrétion siège dans la vessie, l'uretère ou le bassinet, l'injection de liquides opaques est un bon moyen pour traduire le calcul par une tache claire dans le milieu injecté [11].

La limite de visibilité d'un calcul opaque tient moins aux dimensions du calcul qu'à la précision de la technique. Nombre de radiologistes ont à leur actif la découverte de petites taches correspondant à des graviers de quelques centigrammes seulement.

On peut admettre, en somme, qu'en matière de lithiase urinaire, la *presque totalité* des concrétions est du ressort du radiodiagnostic. En lithiase biliaire, au contraire, l'infime minorité des calculs se révèle sur les radiogrammes

NOMBRE, FORME ET POIDS DES CALCULS. — La règle applicable au radiodiagnostic des cavernes tuberculeuses du poumon régit aussi le diagnostic du nombre des calculs du rein : l'exploration aux rayons de Rœntgen montre généralement plus de cavernes que n'en font supposer les signes acoustiques, et l'étude des pièces anatomiques en révèle quelquefois plus que le radiodiagnostic. Cependant, on peut supposer un calcul formé de parties uriques très transparentes, unissant des segments opaques chargés de magnésium, de phosphore ou de calcium. Ces seuls segments visibles sur les radiogrammes éveillent l'idée de concrétions multiples. Il est plus commun de se trouver en présence d'un amas lithiasique traduit par une ombre unique.

Les projections radiologiques des concrétions ne renseignent pas sur *l'épaisseur* des foyers d'ombres; il est par suite *impossible* de déduire des ombres radiographiques *la forme et le poids exacts.*

CALCULS ET FAUX SEMBLANTS. — *Révéler tous les calculs est l'idéal des radiologistes, mais distinguer les concrétions urinaires de leurs faux semblants est un devoir à remplir.*

Avant tout, la prudence invite à ne se faire une opinion qu'après examen soigneux des clichés. Il faut regarder les négatifs sous *toutes les incidences* et éliminer *toutes les causes d'erreur* d'ailleurs grossières et faciles à dépister *provenant d'accidents de manipulation ou de défauts des plaques sensibles.*

Beaucoup plus délicates à reconnaître sur les épreuves, bonnes en apparence, sont *les erreurs dues au sujet radiographié.* La statistique suivante, empruntée à A. Schönberg et augmentée par Nogier [1], est un exemple de la diversité des causes d'erreur aujourd'hui signalées :

1° Des noyaux de fruits (pêches, cerises, abricots, prunes, dattes, pépins de raisins);
2° Des calculs biliaires (erreur possible pour le rein droit);
3° Des calculs intestinaux ou appendiculaires (Mathias, Fittig);
4° Des calculs prostatiques (Albers Schönberg, Forsell);
5° Des myomes calcifiés (Albers Schönberg);
6° Une grossesse extra-utérine (Sjoegren);
7° Une tuberculose caséeuse du rein (Barjon, Rochet, Riddel);
8° Une cicatrice rénale si le tissu cicatriciel est très dense (Riddel, Nogier);

9° Une dégénérescence calcaire du rein (Riddel);
10° Des calculs du péritoine (Lejeune);
11° Des ganglions calcifiés du mésentère, ou des ganglions rétropérito-
néaux calcifiés (Vœlker);
12° Des kystes dermoïdes;
13° Des noyaux d'ossification des cartilages costaux;
14° Des abcès pottiques dont le contenu s'est résorbé ou a subi une dégénérescence caséeuse (Arcelin, Nogier);
15° L'athérome des artères iliaques (A. Schönberg) ou de l'aorte abdominale (Fenwich);
16° La calcification des canaux excréteurs de l'urine;
17° Les scyballes;
18° Des pilules bismuthées kératinisées dans l'estomac ou dans l'intestin;
19° Des injections d'iodipine dans les muscles de la région lombaire
(A. Schönberg);
20° Des topiques ou des emplâtres (Destot);
21° Des phlébolithes (A. Schönberg et Fraenkel);
22° Des concrétions calcaires au niveau de l'épine sciatique (Stieda);
23° Des exostoses de l'ilion (Koehler);
24° Des dépôts calcaires dans les ligaments sacro-iliaques (Béclère);
25° Des concrétions calcaires dans la muqueuse vésicale (Forsell);
26° Des flots compacts dans l'épaisseur des os iliaques (Haenisch);
27° Un sésamoïde dans le tendon du muscle obturateur (Caldwell);
28° Des appendicites calcifiées de l'épiploon (Brewer);
29° De tout petits graviers tassés les uns contre les autres (Koenig);
30° Des flots de substance plus compacte dans un rein carcinomateux
(Grosslik);
31° Des verrues de tissu très dense dans la peau du sujet (Haenisch);
32° Des pilules de Blaud non encore expulsées (Haenisch).

Dans le bassinet, les amas lithiasiques ont de temps à autre des
formes si caractéristiques que les radiogrammes imposent à l'esprit
l'idée de l'objet représenté. L'inscription d'une tache *opaque*, à
limite nette, dans le *contour du rein*, est un grand signe de pré-
somption en faveur d'un calcul : *les corps étrangers de l'intestin*
déjoueraient les prévisions si l'on ne prenait soin de *purger* les malades et de *s'informer* s'il n'a point été fait usage de *bismuth*, de
calomel ou de tout *autre substance à poids atomique élevé*.

Les *taches d'origine intestinale* apparaissent généralement au
sein d'une *zone transparente* formée par les gaz entériques.

Les *cathétérismes urétéraux* simples ou avec *injection de liquides opaques* sont un des meilleurs moyens de diagnostic différentiel

entre les foyers d'ombres siégeant dans le *bassinet* et *l'uretère*, ou seulement *contigus à ces organes*. Encore leur valeur est-elle contingente : l'ombre du cathéter est en effet distante du calcul, quand ce dernier se cache dans un diverticule ou tapisse la périphérie d'une dilatation au centre de laquelle passe la sonde. Inversement, l'ombre du cathéter se superpose à la projection d'un faux calcul situé en avant ou en arrière sur la trajectoire des rayons croisant la sonde.

Quand le cathéter ne *bute pas sans conteste* contre le calcul, il faut avoir la patience de *faire de nombreux clichés obtenus à des moments, dans des positions et sous des incidences différentes.*

La *radiographie stéréoscopique* [1] fournit, dans une certaine mesure, la notion des plans successifs auxquels appartiennent les ombres radiographiques. Le procédé est facilement réalisable : il suffit de faire deux poses successives sur deux plaques différentes ; les plaques et le sujet restent rigoureusement dans la même position ; mais à la seconde pose, on déplace l'ampoule d'un ou deux centimètres dans le plan frontal du malade, perpendiculairement au plan antéro-postérieur.

Les radiographies stéréoscopiques ne sont malheureusement pas utilisables par tous. Nombre d'individus n'ont pas la vision stéréoscopique. D'ailleurs, la radiographie stéréoscopique désoriente les observateurs habitués seulement à la photographie stéréoscopique, car, contrairement aux lois de la perspective photographique, les parties les plus profondes, les plus éloignées de l'œil sont les plus fortement grossies sur les radiogrammes.

L'emploi combiné de ces différentes méthodes *évite la confusion de la lithiase urinaire* en particulier avec *la lithiase biliaire*, les *athéromes artériels, les ganglions calcifiés, les ossifications ligamentaires*, plus difficilement avec *les phlébolites des veines péri-urétérales.*

L'injection du bassinet sépare les *concrétions des calices* de celles *du parenchyme rénal.* (D'après P. Bazy tout calcul à moins de 5 centimètres de la ligne des apophyses épineuses est un calcul du bassinet.)

Quand des ombres pelviennes anormales apparaissent sur *la projection vésicale*, il y a grand compte à tenir de la *constance de leur siège*. Leur *déplacement*, après rotation lente du malade autour de son axe [1], après évacuation ou distension de la vessie, sont des signes de concrétions intracystiques.

Les *ossifications ligamentaires* sont parfois *symétriques* et en *forme de chapelets*.

Quoi qu'il en soit, il y a des cas où le radiodiagnostic à lui seul ne doit pas se prononcer ; et refuser une interprétation que la raison ne pardonnerait pas à l'imprudence est témoignage de compétence et d'honnêteté.

IV. — Représentation radiologique du rein, du bassinet, des uretères, de la vessie, de l'urètre.

La lithiase mise à part, envisageons maintenant les services rendus à l'urologie par le radiodiagnostic.

Le rein. — Dans la majorité des cas, l'aire de projection du rein se dessine nettement : *la sclérose du rein* (Belot et O. Pasteau [18]), *l'abaissement du rein, l'adiposité de la loge rénale* (Arcelin [3]), surtout la *maigreur* et la *flaccidité des muscles abdominaux*, sont circonstances favorables.

La meilleure technique à conseiller pour la néphrographie est celle qui, chez un sujet corpulent, rendrait le mieux évidente une concrétion rénale petite et assez peu opaque aux rayons X. C'est assez dire l'importance de *l'évacuation de l'intestin*, de la *compression* et de la *limitation étroite des surfaces irradiées*.

Malgré toutes les précautions, en moyenne une fois sur trois, quatre ou cinq suivant les auteurs, *aucun artifice ne triomphe de la difficulté et le rein reste indécelable*.

La reproduction du rein renseigne sur *l'existence*, le *volume*, la *configuration* et *la situation* de l'organe. Dans un cas de Belot et O. Pasteau [18], la petitesse et l'opacité du rein témoignaient d'une *densification scléreuse. Les infiltrations calcaires* des anciens foyers tuberculeux se manifestent par des marbrures plus ou moins confluentes. Il est exceptionnel, en tout cas, qu'une *néoplasie du rein* prête à des ombres suffisamment explicites pour en tirer parti.

Bassinet et uretère. — Belot et Aubourg ont présenté de très beaux clichés sur lesquels le contour du rein est enrichi en dedans et en bas d'ombres légères visibles au typoscope et paraissant se rapporter au bassinet et à l'uretère.

En admettant que dans des cas extrêmement rares, l'uretère, tel qu'il se présente dans l'organisme, se profile sur les radiogrammes, le déterminisme du phénomène n'est pas découvert, *pour reproduire à coup sûr l'image du bassinet (pyélographie) et de l'uretère (urétéro-graphie), il est pratiquement nécessaire de faire des injections avec des substances opaques aux rayons de Rœntgen* [11]. C'est à l'argent, aux suspensions de collargol qu'on s'adresse de préférence. Les considérations d'ordre radiologique invitent à employer des mélanges aussi riches que possible en collargol.

L'injection d'oxygène dans le rein, conseillée par Burkardt et Polano, constitue une méthode trop dangereuse et trop infidèle pour être recommandable.

Le collargol moule les contours lisses ou anfractueux, pénètre dans les interstices et l'ombre radiologique est la fidèle projection de la configuration intérieure des organes injectés. Les papilles rénales restent en clair, tandis que le bassinet et les poches développées à ses dépens projettent des ombres nettement différenciées.

L'urétéro-pyélographie permet la *mesure relative du bassinet*.

Il est rare que le *contour d'une poche hydronéphrotique* apparaisse nettement sans injection de collargol.

L'injection précise les *rapports* du bassinet avec l'uretère, le *calibre*, les *rétrécissements*, les *coudures*, le *trajet* de l'uretère.

Si le trajet urétéral est seul intéressant à préciser, on substitue à l'injection de collargol un *simple cathétérisme* avec sonde armée de métal opaque aux rayons X. Malheureusement, les sondes déplacent les uretères et le trajet reproduit sur les épreuves ne donne pas la situation habituelle du conduit.

VESSIE. — Les injections de *collargol* ou de *bismuth* conviennent à la réplétion de la vessie. La simple *distension gazeuse* rend des services en prêtant à la vessie une transparence qui contraste avec l'opacité relative des organes pelviens : la vessie se dessine en clair. La distension gazeuse est mise à profit pour la recherche des calculs peu opaques, elle est moins recommandable pour l'étude du contour de l'organe.

Les *déformations vésicales*, les *adhérences* se révèlent après la réplétion progressive par des liquides opaques.

Comme dans les néoplasies gastriques, les *masses implantées sur les parois* rompent la régularité des ombres. Elles dessinent des plages transparentes ou des contours anfractueux dont les golfes témoignent de la saillie des végétations dans la cavité de l'organe.

Avec un sujet dont le diamètre antéro-postérieur n'est pas excessif, une radiographie d'ensemble de l'appareil urinaire injecté est une image agréable : elle fournit synoptiquement la configuration, le trajet des vecteurs ou réceptacles urinaires. Bien mieux, l'opérateur qui a pris la peine de faire deux plaques successives suivant les règles de la stéréoscopie, peut montrer des images dont le relief localise en profondeur chaque partie visible et la situe par rapport au squelette, aux muscles'représentés, au rein, aux bassinets, aux uretères et 'à la vessie.

URÈTRE. — De toutes les parties de l'appareil urinaire, l'urètre est celle qui se passe le mieux de l'exploration radiologique. Néanmoins, l'injection par des pâtes ou des solutions opaques est un moyen d'investigation particulièrement doux. Comme pour l'œsophage, l'exploration radiologique révèle le *calibre des sténoses* et des *dilatations susstricturales*, elle précise leur *siège*, leur *nombre* et donne une *idée d'ensemble du canal* aux dépens duquel elles se sont formées.

En résumé, les progrès de l'instrumentation et surtout la mise au point de la radiographie instantanée apportent aux explorations une précision nouvelle.

La limite de visibilité des concrétions est reculée : les plus petits calculs n'échappent qu'exceptionnellement à la plaque sensible et d'excellents opérateurs révèlent des calculs très transparents formés d'acide urique presque pur.

Grâce à des artifices de technique, la certitude des conclusions s'affermit : les faux calculs se différencient des vrais.

Parallèlement à ces progrès, on apprend à prêter aux parties jusqu'alors invisibles des teintes qui contrastent avec l'ambiance et le radiodiagnostic, en mesure de représenter les pièces de l'appareil urinaire, fait partie de toute exploration urologique complète.

BIBLIOGRAPHIE

1. Arcelin : Calculs du rein et radiographie. *Lyon Médical*, 5 janvier 1908, p. 25.

2. Arcelin (Drs Rafin et Arcelin) : *Calculs du rein et de l'uretère*. Maloine, éditeur, 1911.

3. Béclère : Radiographie stéréoscopique des calculs urinaires. *Presse Médicale*, février 1903, p. 170.

4. Béclère : Le radiodiagnostic des calculs urinaires (Rapport à la section d'électricité médicale de l'Association française pour l'avancement des sciences, Angers, 4-11 avril 1903 . *Annales des maladies des organes génito-urinaires*, 1904, p. 1394.

5. Huguet et Gascard : Recherches expérimentales sur la radiographie des calculs, *Presse Médicale*, 19 mai 1897, p. 228.

6. Castex : *Précis d'électricité médicale*. Rudeval, éditeur, 1907.

7. Contremoulins : Dangers de la radiographie locale appliquée à la recherche des calculs de l'appareil urinaire. *Annales d'électrobiologie*, 31 mai 1906, p. 343.

8. Contremoulins : Exposé de la technique métroradiographique pour la recherche et la localisation des affections de l'appareil urinaire. *Annales d'électrobiologie*, 31 janvier 1907, p. 48.

9. Guyon : Recherche des calculs du rein par les rayons X. *Annales des maladies des organes génito-urinaires*, 1896, p. 565.

10. Hauchamp : Recherche des calculs par la radiographie. *Journal médical de Bruxelles*, n° 50, 1905, p. 797.

11. Jeanbrau et Galen : A propos des erreurs d'interprétations radiographiques d'ombres situées sur le trajet de l'uretère. *Montpellier Médical*, octobre 1909 p. 529.

12. Legueu : Calculs mobiles du rein et de l'uretère. *Société de chirurgie de Paris*, 21 mars 1906, p. 357.

13. Léonard : Valeur de la radiographie pour la recherche des calculs du rein et de l'uretère. *Acad. of Medicine; New-York*, 1901.

14. Macintyre : Calcul urinaire décelé par la radiographie. *The Lancet*, 11 juillet 1896, t. II, p. 118.

15. Maingot : Ordre de transparence des calculs urinaires d'après les lois de Benoist et d'après la méthode expérimentale. *Archives d'Électricité Médicale*, 25 août 1904, n° 148, p. 603.

16. Mainot : Le radiodiagnostic de la lithiase biliaire (Th. Paris 1909). Steinhel, éditeur.

17. Nogier : *La radiographie de précision appliquée à l'examen des voies urinaires*. Baillière et fils, éditeurs, 1911.

18. O. Pasteau et J. Belot : Valeur de la radiographie pour le diagnostic des affections rénales. *Paris chirurgical*, février 1910, p. 73.

19. A. Schönberg : Nouvel appareil pour la recherche des calculs du rein : localisateur compresseur. *Gesellschaft für Chirurgie*, 2-5 avril 1902.

20. Strater : Exploration des reins au moyen des rayons de Rœntgen. *Presse Médicale*, 29 août 1908, p. 559.

21. Virloueux : Radiographie des calculs de l'uretère et erreurs d'interprétation (Th. Paris 1909). Steinheil, éditeur.

MAYENNE, IMPRIMERIE CHARLES COLIN

Pour plus de développement et pour les figures voir : *La cys-
toradiographie*, par MM. Legueu, Papin, Maingot ; *Journal
d'Urologie*, t. I, n° 6, 15 juin 1912.

L'exploration radiographique de l'appareil urinaire, par prof.
F. Legueu, E. Papin et G. Maingot, 1 vol. in-4°, Paris, 1913,
et chapitre Radiologie du *Traité d'Urologie* du Prof. Legueu.

MAYENNE, IMPRIMERIE CHARLES COLIN